Jobin Jose
Anish Vijayan

Conceção do gel etossomal para aplicações de administração de medicamentos

Jobin Jose
Anish Vijayan

Conceção do gel etossomal para aplicações de administração de medicamentos

ScienciaScripts

Imprint

Any brand names and product names mentioned in this book are subject to trademark, brand or patent protection and are trademarks or registered trademarks of their respective holders. The use of brand names, product names, common names, trade names, product descriptions etc. even without a particular marking in this work is in no way to be construed to mean that such names may be regarded as unrestricted in respect of trademark and brand protection legislation and could thus be used by anyone.

Cover image: www.ingimage.com

This book is a translation from the original published under ISBN 978-620-2-07045-4.

Publisher:
Sciencia Scripts
is a trademark of
Dodo Books Indian Ocean Ltd. and OmniScriptum S.R.L publishing group

120 High Road, East Finchley, London, N2 9ED, United Kingdom
Str. Armeneasca 28/1, office 1, Chisinau MD-2012, Republic of Moldova, Europe
Printed at: see last page
ISBN: 978-620-3-14973-9

ÍNDICE

CAPÍTULO 1

INTRODUÇÃO

Durante muitas décadas, o tratamento da dor aguda ou crónica tem sido realizado principalmente através da administração de fármacos aos doentes utilizando as várias formas farmacêuticas de dosagem, incluindo comprimidos, cápsulas, cremes, pílulas e pomadas. A administração dos fármacos por via oral, sendo a via mais convencional, resulta na exposição dos fármacos ao ambiente agressivo do trato gastrointestinal e, por conseguinte, ocorre uma potencial degradação química e enzimática. Após a absorção gastrointestinal, o fármaco tem de passar pelo fígado, onde, dependendo da natureza do fármaco, pode ocorrer um metabolismo extensivo de primeira passagem. Assim, são administrados novos sistemas de administração de fármacos, ou seja, sob a forma de sistemas de administração tópica de fármacos, que podem melhorar a farmacocinética do fármaco no organismo. Os sistemas de administração tópica de fármacos apresentaram resultados promissores, quando comparados com os sistemas de administração oral de fármacos. Mas a principal desvantagem do sistema de administração tópica de fármacos são as propriedades de barreira do estrato córneo. Assim, para melhorar a permeação dos fármacos através da pele, foram observados vários mecanismos, como os lipossomas, os etossomas e os niososmes, etc.

Os etossomas são vesículas lipídicas que contêm compostos como fosfolípidos, álcool, que está presente em concentrações relativamente elevadas, e água. Os etossomas podem conter moléculas de fármacos com várias caraterísticas físico-químicas, como hidrofílicas, lipofílicas e com tamanhos que variam entre dezenas de nanómetros e microns [1].

Os etossomas são posteriormente incorporados numa formulação em gel para formar o gel etossomal. O gel é a preparação que se destina à aplicação cutânea ou a determinada superfície da mucosa para a ação local ou para a penetração percutânea de medicamentos. Os géis são preparações semi-sólidas de aplicação tópica com a fase líquida que foi espessada com outras formulações. Os géis são preferidos principalmente devido à sua fácil aplicação na pele e ao aumento da penetração do fármaco através da pele [2].

O óleo de cravinho é obtido a partir dos botões de cravinho da Eugenia caryophyllus, que pertence à família Myrtaceae. O óleo de cravo-da-índia tem sido tradicionalmente utilizado desde a antiguidade no tratamento de várias doenças, como problemas dentários, asma, doenças respiratórias, antipiréticos, etc. É amplamente utilizado na medicina ayurvédica indiana e na medicina chinesa. O óleo de cravo-da-índia é constituído por 60 - 90% de eugenol, 2 - 27% de acetato de eugenol e constituintes menores como acetato de metilo, metil eugenol, etc. Foi investigado que a utilização de tintura de óleo de eugenol é eficaz contra a atividade antifúngica e também interage contra o pé de atleta e os vermes. Este óleo de eugenol exibe uma ampla atividade antifúngica e antibacteriana [3].

Os dermatófitos são tipos de fungos que causam infecções na pele, no cabelo e nas unhas, tanto em seres humanos como em animais. As espécies de fungos como Trichophyton, Microsporum e Candidia causam efeitos nocivos na pele. O óleo essencial que inibe o crescimento do fungo e tem poucos efeitos secundários do que os medicamentos sintéticos. Por conseguinte, este livro centra-se principalmente no tratamento de infecções fúngicas com óleo de eugenol sob a forma de gel etossómico.

CAPÍTULO 2

Anatomia da pele

A pele é o maior órgão do corpo humano e tem várias funções. É a barreira física para o ambiente. Regula a temperatura corporal e a perda de fluidos. Transmite a informação sensorial ao sistema nervoso e processa a informação imunológica para o sistema imunitário.

A pele pode ser dividida em três camadas principais: a epiderme superficial, a derme e a hipoderme. A epiderme tem cerca de 50-150μm de espessura e é constituída, em grande parte, por células em constante renovação e em movimento para o exterior, chamadas queratinócitos. A camada da epiderme também é constituída pela maioria das células de Langerhans apresentadoras de antigénio.

A camada mais externa da epiderme é o estrato córneo, uma camada de 10-20μm de células de 15-30μm empilhadas, mortas e confinadas. Os chamados corneócitos são células planas, em forma de hexágono e parcialmente sobrepostas, com um diâmetro de aproximadamente 30μm. As células são mecanicamente acopladas umas às outras por proteínas especiais e, juntamente com a camada de lípidos, formam um suporte mecânico interligado. Esta camada do estrato córneo forma a principal barreira da pele [4].

Os componentes predominantes da pele são o colagénio, as fibras e pequenas quantidades de elastina. A rede fibrosa confere resistência à tração e elasticidade à pele e também fornece suporte para as redes nervosas e vasculares. Na região superior e papilar da derme, as fibras de colagénio são pequenas e estão distribuídas de forma frouxa. A camada mais profunda, a região reticular, contém fibras de colagénio densamente compactadas e agrupadas, que correm principalmente paralelas à superfície da pele e ao longo de determinadas direcções, denominadas linha de Langer.

A derme está situada sobre a hipoderme, que é composta por tecidos conjuntivos gordos e frouxos. A sua espessura varia consideravelmente ao longo da superfície do corpo, bem como ao longo dos indivíduos [5].

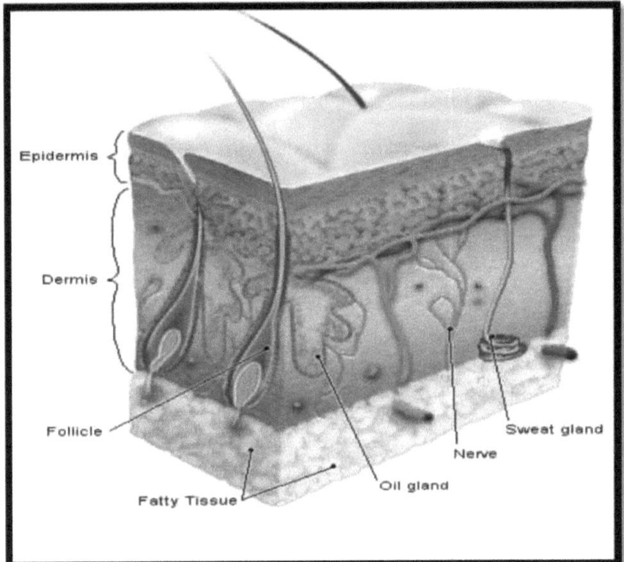

Fig. 1. **Ilustração em corte transversal da pele humana**

CAPÍTULO 3

Sistemas de administração tópica de medicamentos

O desenvolvimento das tecnologias farmacêuticas motivou os cientistas da área da formulação a descobrirem vias alternativas, para além das vias oral ou parentérica, para a administração dos medicamentos de forma mais eficaz e eficiente no local visado. A administração eficaz do fármaco refere-se principalmente à entrega óptima da terapêutica no local de ação num determinado período de tempo. O sistema de administração tópica de medicamentos refere-se ao método em que a formulação é aplicada em zonas superficiais como a pele, os olhos, o nariz e a vagina para o tratamento de doenças locais. O fármaco aplicado na camada tópica evita o metabolismo de primeira passagem, as flutuações dos níveis plasmáticos e as variações do pH gástrico, que ocorrem frequentemente quando o fármaco é administrado por via oral[6].

Vantagens dos sistemas de administração tópica de medicamentos

- Evitar o metabolismo de primeira passagem
- Prático e fácil de aplicar
- Capacidade de administrar o medicamento de forma mais selectiva num local específico e a uma taxa específica
- Obtenção de eficácia com uma dose diária total de medicamento mais baixa através da administração contínua de medicamentos
- Melhora a adesão do paciente
- Permite a auto-medicação
- Uma área de aplicação relativamente grande em comparação com a cavidade bucal e nasal
- Capacidade de interromper facilmente os medicamentos quando necessário.
- Evitar a incompatibilidade gastro-intestinal
- Proporcionar a utilização de medicamentos com meia-vida biológica curta e

índice terapêutico estreito. [7]

Desvantagens dos sistemas de administração tópica de medicamentos

- Pode ocorrer irritação cutânea de dermatite de contacto devido ao medicamento e aos excipientes

- Possibilidade de reacções alergénicas

- As enzimas da epiderme podem desnaturar os medicamentos

- Os fármacos com partículas de maiores dimensões são difíceis de absorver através da pele [8, 9].

Classificações dos sistemas de administração tópica de medicamentos

A classificação da administração tópica de medicamentos baseia-se principalmente no estado físico das formulações [10]

a) Sólidos: Emplastros, aerossóis, pós

b) Líquidos: Loções, soluções, linimentos, suspensões, emulsões

c) Semi-sólidos: Pastas, géis, cremes, pomadas

Nestas, a formulação semi-sólida é a mais favorável em relação aos sólidos e líquidos, tendo em conta a sua propriedade de aderir à superfície de aplicação durante um período razoável antes de se desgastar.

Vias de penetração

O desenvolvimento de sistemas de administração tópica de fármacos é uma tarefa desafiante que requer uma seleção cuidadosa não só dos princípios activos, mas também do veículo a partir do qual o fármaco deve ser administrado, uma vez que as barreiras relacionadas com estas vias podem limitar a disponibilidade do fármaco no local de ação. O estrato córneo é a principal barreira ao acesso de partículas estranhas através da pele.

Quando o produto é aplicado na pele, ocorre uma interação complexa entre os compostos activos, as formulações e a própria pele. A maior parte das moléculas penetra na pele através de micro-vias intracelulares e, por conseguinte, muitas técnicas de melhoramento visam perturbar ou contornar uma arquitetura molecular elegante. Estas limitações reforçam a necessidade de um trabalho de investigação para estabelecer um sistema de administração de medicamentos novo ou inovador, quer através da variação dos componentes da formulação, quer através de métodos de administração [11].

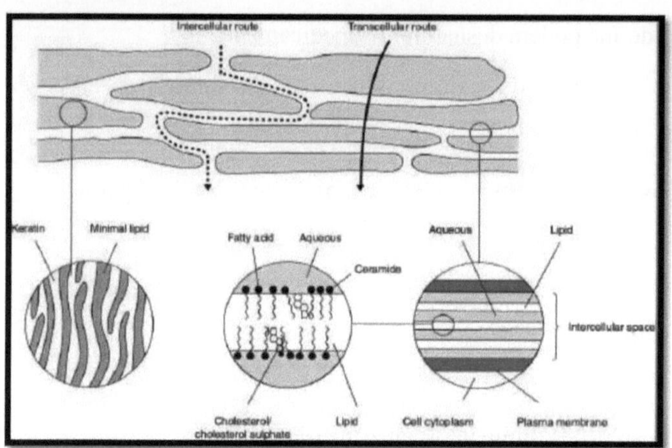

Fig 2: **Diagrama simplificado do estrato córneo e das micro-vias de penetração do fármaco**

O trabalho de investigação sobre a formulação e avaliação do sistema de administração tópica de fármacos contendo niosomas de propionato de clobetasol foi realizado por Lingan MA et al., que formularam o gel tópico de niosomas de propionato de clobetasol de modo a prolongar a duração da ação e evitar efeitos secundários. Foi preparado com uma proporção variada de tensioativo não iónico como span 40, 50, 80 e colesterol. Foram efectuados mais estudos de avaliação dos niosomas, que deram uma maior eficiência de aprisionamento (91,37%) com o span 60. O gel niosomal preparado e o gel comercializado foram submetidos a várias avaliações, como o teor de fármaco e o estudo de libertação de fármaco in vitro. Assim, os resultados sugeriram que a libertação do fármaco a partir do gel de carbapol actua como um sistema adequado de libertação tópica do fármaco [12].

Bhowmik D et al. realizaram um trabalho de investigação sobre os recentes

8

avanços no sistema de administração tópica de medicamentos. Segundo eles, o sistema de administração tópica de medicamentos é utilizado para garantir que os medicamentos entram no corpo e chegam à zona onde são necessários. A dosagem do medicamento deve ser calculada de modo a que o corpo possa utilizar o medicamento, o que requer um sistema de administração tópica de medicamentos que permita uma dosagem exacta. É igualmente necessário ter em conta que o sistema de administração de medicamentos é também uma forma de metabolizar o medicamento no organismo. Também foi demonstrado que o sistema de administração tópica de medicamentos envolve a introdução do medicamento na superfície do corpo. Assim, segundo eles, o sistema de administração tópica de medicamentos consiste em obter a dose certa no sítio certo. Os produtos apresentam-se sob a forma de métodos tópicos e eternos que podem ser aplicados diretamente na pele e os doentes também preferem a aplicação indolor e fácil dos produtos farmacêuticos [13].

O trabalho de investigação realizado por Sezer Ad et al. sobre o sistema de administração tópica de medicamentos utilizando nano e micropartículas de quitosano. Adoptaram novas estratégias, bem como possíveis desafios de um sistema específico de quitosano utilizado em sistemas de administração tópica de medicamentos. Este trabalho de investigação envolve principalmente o desenvolvimento de um transportador de partículas à base de quitosano e seus derivados capaz de penetrar nas barreiras tópicas do corpo. Por conseguinte, concluiu-se que a utilização tópica das partículas de quitosano melhorou a biodisponibilidade do fármaco ao prolongar o tempo de permanência do fármaco aplicado topicamente [14].

Medicamentos à base de plantas

Os medicamentos à base de plantas são provavelmente originários da natureza e são conhecidos como medicamentos seguros. A aplicação destas substâncias à base de plantas na pele é um conceito sem dúvida tão antigo como a humanidade, os registos em papiro do antigo Egito descrevem uma variedade de medicamentos deste tipo para uso externo [15]. Na população atual do mundo, a utilização de fitomedicamentos está a aumentar muito [16]. Assim, em todo o mundo, os medicamentos à base de plantas são considerados os mais populares devido à sua capacidade de tratar muitas das doenças que são menos tóxicas, menos nocivas e apresentam bons efeitos terapêuticos [17].

Os medicamentos sintéticos disponíveis apresentam desvantagens como efeitos adversos, efeitos tóxicos e até podem causar efeitos secundários nocivos e também servem apenas para reduzir os sintomas. Mas os medicamentos à base de plantas são derivados de várias plantas medicinais para a prevenção e tratamento de doenças e, por isso, são constituídos por compostos que são difíceis de metabolizar pelos fungos. Devido a estas vantagens dos medicamentos à base de plantas, estes podem aumentar a imunidade e também aumentar as defesas do corpo e a capacidade de ultrapassar a invasão de agentes patogénicos estrangeiros [18,19].

A utilização de plantas medicinais ou de medicamentos à base de plantas na maioria dos países como agente terapêutico para a obtenção e manutenção de uma boa saúde tem sido amplamente observada. Tradicionalmente, estas ervas têm sido consideradas como não tóxicas e também utilizadas pelos médicos para o tratamento de vários problemas a nível mundial. A utilização de vários materiais vegetais como ingredientes activos na produção de medicamentos está a ganhar popularidade [20]. O último inquérito mostrou que cerca de 70000 plantas são utilizadas nos sistemas tradicionais de medicamentos. Em todo o mundo, os antepassados utilizavam as plantas como principal fonte de medicamentos. O aumento da medicina ocidental foi inicialmente conseguido através da diminuição da utilização de medicamentos à base de plantas em todas as culturas e, por conseguinte, sabia-se que os produtos químicos sintéticos eram os melhores medicamentos para tratar doenças e curar doenças [21]. Mas a missão para um estilo de vida mais saudável fez com que as pessoas voltassem a acreditar na cura e na utilidade das ervas. Mesmo no Ocidente, os medicamentos à base de plantas são amplamente utilizados e, assim, a fitoterapia está a ganhar destaque no mundo, sendo agora considerada mais saudável e não tóxica. Os medicamentos à base de plantas podem também evitar muitos efeitos secundários desagradáveis dos medicamentos modernos [22].

Assim, a fitoterapia fornece os meios racionais para o tratamento de muitas doenças internas e externas, que são consideradas inflexíveis e incuráveis, do que outros sistemas de medicina. Coloca uma grande ênfase na manutenção da saúde positiva de um indivíduo. Por conseguinte, os medicamentos à base de plantas visam tanto a prevenção como a cura de doenças.

Existem muitas investigações ou abordagens para a procura de novos princípios biologicamente activos nas plantas superiores. Pode-se descobrir uma nova constituição química e também testar cada substância com quaisquer testes farmacêuticos disponíveis. A segunda abordagem consiste em recolher o extrato da planta que está prontamente disponível e testar a atividade farmacológica de cada extrato. Esta recolha aleatória de materiais e o seu rastreio é razoável para produzir os medicamentos úteis [23].

CAPÍTULO 4

Vantagens dos medicamentos à base de plantas

Há uma série de vantagens relacionadas com a utilização de medicamentos à base de plantas por oposição aos produtos farmacêuticos

- Reduzir o risco de efeitos secundários
- Eficazes em caso de doença crónica
- Económica devido à menor relação custo-eficácia
- Facilmente disponível
- Efeito duradouro dos produtos em função dos medicamentos consumidos
- Eficaz no tratamento da doença, bem como da causa raiz da doença[24]

O estudo de investigação conduzido por Keifer D et al., sobre a droga hortelã-pimenta (Mentha piperita) para determinar a atividade antibacteriana de alguns agentes patogénicos bacterianos humanos resistentes a múltiplos medicamentos. A atividade antibacteriana do extrato de etanol, metanol, acetato de etilo e clorofórmio de hortelã-pimenta foi avaliada pelo método padrão da concentração inibitória mínima e da concentração bacteriana mínima. A atividade inibitória do acetato de etilo foi mais elevada para todos os agentes patogénicos gram-negativos. O valor mais baixo foi observado para muitos outros agentes bacterianos como o Streptococcus pyogenes (1,25 mg/ml para o extrato de acetato de etilo). Por conseguinte, os estudos in vitro e in vivo foram efectuados num grande número de isolados clínicos que são necessários para investigar mais e normalizar o efeito inibidor da hortelã-pimenta [25].

Giriraj K et al. investigaram o sistema de administração de medicamentos à base de plantas como uma área emergente na investigação de medicamentos à base de plantas. Foi dito que, desde a antiguidade, os medicamentos à base de plantas têm sido utilizados, mas estes fitomedicamentos têm mostrado algumas limitações devido à estabilidade e à fraca solubilidade lipídica. Assim, para ultrapassar este problema, foram utilizados novos sistemas de administração de fármacos para os fitomedicamentos. Estes sistemas de administração de medicamentos à base de plantas envolvem principalmente lipossomas, fitossomas, etossomas, tranferossomas e outros sistemas de administração de medicamentos como microesferas, nanopartículas, etc. Assim, a maioria dos fármacos à base de plantas foi incorporada nesses sistemas vesiculares de administração de fármacos, que podem ultrapassar os problemas acima referidos, como a estabilidade, a biodisponibilidade e a toxicidade [26].

Seema A et al. realizaram um trabalho de investigação sobre o desenvolvimento recente de formulações à base de plantas - um novo sistema de administração de medicamentos. O trabalho de investigação demonstrou que os vários tipos de sistemas de administração de medicamentos entraram no sector da saúde de rotina devido aos recentes desenvolvimentos tecnológicos. O sistema de administração de medicamentos à base de plantas pode ser utilizado de forma mais avançada e com maior eficácia, incorporando o medicamento na forma de dosagem moderna. O aumento da utilização destas técnicas modernas para o sistema de administração de medicamentos protege-nos de qualquer toxicidade, melhora a biodisponibilidade das formulações à base de plantas, melhora a permeabilidade do medicamento e protege-nos da degradação física e química.

Assim, este trabalho de investigação foi efectuado sobre o novo sistema de administração de medicamentos à base de plantas por via tópica [27].

Etossomas

O sistema de administração tópica de fármacos mostrou resultados promissores, uma vez que elimina as interferências gastrointestinais e o metabolismo de primeira passagem do fármaco, mas tem o inconveniente de se deparar com as propriedades de barreira do estrato córneo. Para melhorar a permeação dos fármacos através da pele, foram investigados vários métodos, como os niosomas, os etossomas, os lipossomas, os transferossomas, etc. Estes métodos aumentam a permeabilidade dos fármacos através da barreira do estrato córneo [28].

Desde há muitos anos que se sabe que as vesículas são bem conhecidas pela sua importância no transporte celular das partículas para as camadas mais profundas da pele. O estudo sobre as vesículas provou que, para uma melhor libertação de fármacos, as propriedades das estruturas das vesículas têm de ser conhecidas dentro das suas cavidades de libertação de fármacos, o que permitiria marcar as vesículas para especificidade celular [29]. A principal vantagem das vesículas é que controlam a libertação dos fármacos durante um período de tempo prolongado, mantendo o fármaco protegido de quaisquer outros sistemas, de modo a libertar a quantidade específica do fármaco e a manter a concentração constante do fármaco durante períodos de tempo mais longos. Assim, uma das maiores vantagens da investigação sobre as vesículas foi a descoberta do derivado de vesícula conhecido como etossomas [30].

Os etossomas são a forma lipídica de vesículas que contêm fosfolípidos, álcoois, como principais agentes activos e outros agentes como poliglicóis, colesteróis e corantes. Touitou et al. descobriram este sistema vesicular lipídico que contém etanol [31].

A administração cutânea de fármacos pode ser melhorada através de novos transportadores lipídicos designados por etossomas. Este transportador pode atravessar a pele em profundidade para melhorar a administração dos fármacos na camada mais profunda da pele e na circulação sanguínea. Os etossomas foram considerados um bom transportador no domínio dos sistemas de administração tópica de medicamentos e o seu efeito de enriquecimento foi amplamente reconhecido. Na composição do etossoma, os diferentes aditivos utilizados são fosfolípidos, poliglicóis, álcool, corantes e veículos [32].

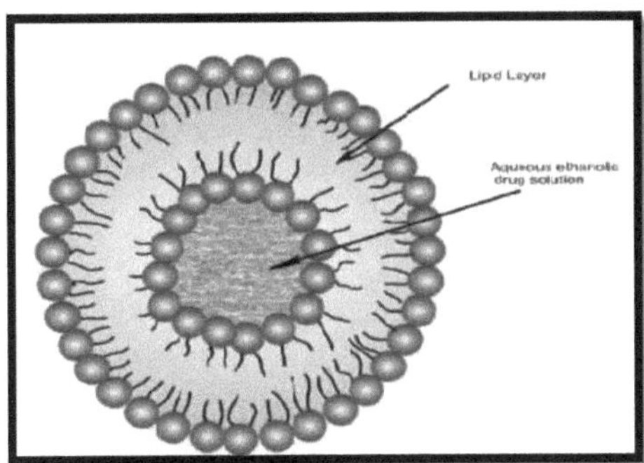

Fig. 3. **Estrutura do etossoma**

Os etossomas são a forma de transportadores mais utilizada para a administração de fármacos por via transdérmica. Quando comparado com os lipossomas, o transportador etossomal de fármacos tem uma maior taxa de penetração através da pele, pelo que os etossomas podem ser normalmente utilizados em vez dos lipossomas. Existem vários métodos utilizados para melhorar a permeação dos fármacos através da pele, tais como a utilização de vários potenciadores físicos e químicos, como a sonoforese, a iontoforese, etc. Assim, devido aos potenciadores de permeação, haverá um aumento da penetração dos fármacos através da pele [33].

Os etossomas são preparados como vesículas maleáveis e flexíveis e são transportadores de fármacos não invasivos. As partículas de etossomas variam de tamanho entre dezenas de nanómetros e microns, o que permite que o fármaco penetre mais rapidamente na camada cutânea e, por conseguinte, tenha um maior fluxo transdérmico. Assim, os etossomas são uma forma interessante e mais inovadora de sistemas de administração de fármacos que têm grande importância no domínio da tecnologia farmacêutica e da administração de fármacos nos últimos anos [34].

Vantagens da administração de medicamentos por via etossómica

- Melhoria da penetração cutânea dos medicamentos
- Os sistemas etossómicos de administração de medicamentos são mais inertes

- A formulação etossómica também é conhecida pela administração de grandes grupos de medicamentos, como moléculas de proteínas e péptidos

- Devido à presença de vários componentes nos etossomas, é aceite para usos farmacêuticos e cosméticos.

- Ethosomes contém materiais não tóxicos nas formulações; por conseguinte, é um transportador seguro.

- A formulação etossómica destina-se a ser preparada na forma semi-sólida, quer sob a forma de gel, quer sob a forma de creme, de modo a poder ser administrada facilmente e a apresentar uma elevada adesão por parte dos doentes.

- A formulação etossomal é muito simples quando comparada com outros métodos complicados como a fonoforese [35]

Desvantagens da administração de medicamentos por via etossómica

- O sistema de administração de medicamentos por via etossómica não se destina à administração rápida de medicamentos em bolus, mas sim à libertação lenta e sustentada de medicamentos.

- O tamanho das moléculas do medicamento deve ser razoável, de modo a ser absorvido pela camada exterior da pele.

- O rendimento da formulação é muito baixo e, por conseguinte, pode não ser económico.

- Nalguns doentes, pode ocorrer irritação da pele ou dermatite devido aos potenciadores de penetração ou aos excipientes utilizados [36].

CAPÍTULO 5

Composição dos etossomas

Os etoposmes são transportadores vesiculares compostos por vários hidralcoólicos ou fosfolípidos em que a concentração de álcoois ou a combinação destes é relativamente elevada [37, 38]. A composição dos etoposmes é apresentada no quadro 1.

Tabela 1. Composição dos etossomas

CLASS	EXAMPLE	USES
Phospholipids	Soya phosphatidyl choline Egg phosphatidyl choline Dipalmitylphosphatidyl choline Distearylphosphatidyl choline	Vesicles forming components
Polyglycols	Propylene glycol Transcutol. RTM	As a skin penetration enhancer
Alcohols	Ethanol Isopropyl alcohol	For providing the softness for vesicle membrane As a penetration enhancer
Cholesterol	Cholesterol	For providing the stability to vesicle membrane
Dye Polymers	Rhodamine – 123 Rhodamine red Carbapol934	For characterization As gel former

Mecanismo de penetração dos etossomas

Os investigadores sugeriram muitos mecanismos para melhorar o potencial de administração cutânea dos etossomas. A presença de uma elevada concentração de etanol torna os etossomas exclusivos, uma vez que a presença de etanol é conhecida pela sua distribuição na organização da camada lipídica do estrato córneo. O etanol irá reagir com as moléculas lipídicas na região dos grupos polares, o que resulta no aumento da fluidez e na diminuição da rigidez do estrato córneo. A interação do etanol resulta no aumento da permeabilidade da membrana.

Quando o fármaco é encapsulado nos lipossomas, permanece principalmente na superfície da pele, mas o transportador de eto-somas demonstrou ser um transportador altamente eficiente para melhorar a administração do fármaco através da pele [39].

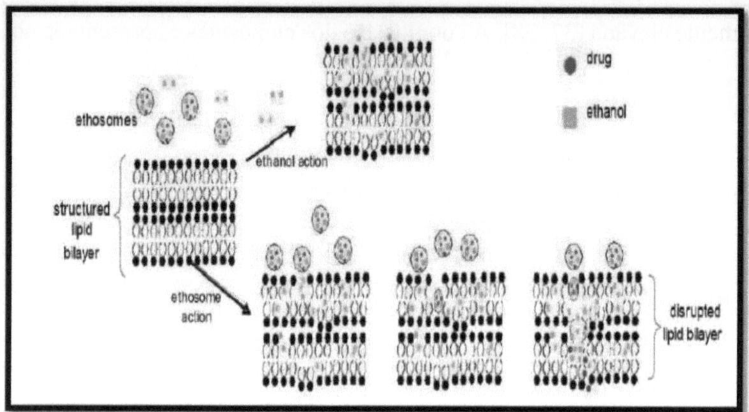

Fig 4: **Mecanismo de penetração do fármaco através dos etossomas**

Métodos de preparação de etossomas de plantas

A formulação etosmótica à base de plantas é preparada principalmente por três métodos:

- Método a frio:

    O método mais comum que é utilizado para a preparação da formulação de etossomas. Neste método, os vários ingredientes, como fármacos, fosfolípidos e outros materiais lipídicos, são dissolvidos no etanol por agitação vigorosa num recipiente coberto à temperatura ambiente com a utilização de misturadores. Durante a agitação, são adicionados o propilenoglicol e outros poliglicóis. Esta mistura é colocada no banho-maria e aquecida a 30 C.

    Num recipiente separado, a água é aquecida a 30 C e adicionada à mistura, que é agitada durante 5 minutos nos recipientes tapados. O tamanho das vesículas será reduzido até um certo ponto do etosmal formulação utilizando o método de sonicação ou de extrusão. Finalmente, a formulação é armazenada sob refrigeração.

- Método quente

Este método é utilizado principalmente na preparação dos eto-somas, em que os fosfolípidos são dispersos em água por aquecimento num banho de água a 40 C até se obter uma solução coloidal. Num recipiente separado, o propilenoglicol e o etanol são misturados e aquecidos a 40 C. Quando ambas as misturas atingem 40 C, a fase orgânica é adicionada à fase aquosa. Em seguida, o fármaco é adicionado à água ou ao etanol e dissolvido na mesma, dependendo das suas propriedades hidrofílicas ou hidrofóbicas. O tamanho da vesícula da formulação etossómica pode ser diminuído até ao limite desejado utilizando o método de sonicação ou extrusão [40].

- Método clássico de dispersão mecânica

Neste método, os fosfolípidos são dispersos no solvente orgânico ou na mistura de solventes orgânicos num balão de fundo redondo. Utilizando o evaporador de vácuo rotativo, o solvente orgânico é removido acima da temperatura de transição lipídica para formar a película lipídica fina na parede do balão de fundo redondo.

Os solventes devem ser removidos da película lipídica depositada, colocando o conteúdo sob vácuo. A película lipídica é hidratada com a solução hidroetanólica do fármaco a uma temperatura adequada. A suspensão etossomal é arrefecida à temperatura ambiente e a formulação é armazenada sob refrigeração [41].

Factores que afectam as propriedades dos etossomas

Os etossomas são compostos principalmente por etanol (10 - 50%) e fosfotidilcolina de soja (1 - 4%) e fármaco. A presença do etanol e dos fosfolípidos são os factores que afectam as caraterísticas dos etossomas, por exemplo, o tamanho da vesícula, a eficácia do aprisionamento e a administração cutânea. O seu efeito é o seguinte

Efeito da elevada concentração de álcool

O etanol é conhecido por ser um potenciador de permeação e fluidifica a camada lipídica etossomal e também o estrato córneo, tornando a camada exterior das vesículas mais lisa e dúctil, de modo a poder penetrar na camada lipídica não sistemática. A existência de etanol numa concentração mais elevada, aproximadamente entre 20-50%, é a principal razão para aumentar a penetração do fármaco através da pele e as moléculas estão menos firmemente embaladas do que quaisquer outras vesículas convencionais, mas também tem a mesma solubilidade e estabilidade do que muitos outros fármacos.

Assim, a formulação etossomal pode ser variada alterando a proporção dos componentes presentes na formulação e também dos fosfolípidos. À medida que a concentração de etanol diminui, o tamanho das vesículas de etossomas vai aumentando [42]. O mecanismo provável para a incorporação do fármaco foi estabelecido. Sabe-se que a parte principal do método se deve à presença do efeito do etanol, pelo qual a interrupção do etanol nos lípidos intercelulares aumenta a fluidez dos lípidos e, assim, diminui a concentração da bicamada lipídica.

Segue-se o passo secundário pelo efeito dos etossomas que compreende a penetração inter-lipídica e a permeação de fármacos através da abertura das novas vias. Devido à flexibilidade, à suavidade e à fusão dos etossomas com os lípidos da pele, o resultado é a libertação de fármacos nas camadas mais profundas da membrana cutânea[43].

Efeito do etanol

O etanol actuará como potenciador da penetração através da pele. Os mecanismos de aumento da penetração do fármaco através da pele são bem conhecidos. O etanol penetrará nos lípidos intracelulares e aumentará a variabilidade da camada lipídica da membrana celular. Assim, o etanol será considerado como o principal constituinte das formulações etossómicas[44].

Efeito do eto-soma

Como a fluidez da membrana celular aumenta com a presença de etanol nos etossomas, isso causa o aumento da permeabilidade da pele. Assim, os etossomas penetrarão facilmente na camada mais profunda da pele, onde se combinam com os lípidos da pele e libertam os medicamentos à base de plantas [45]

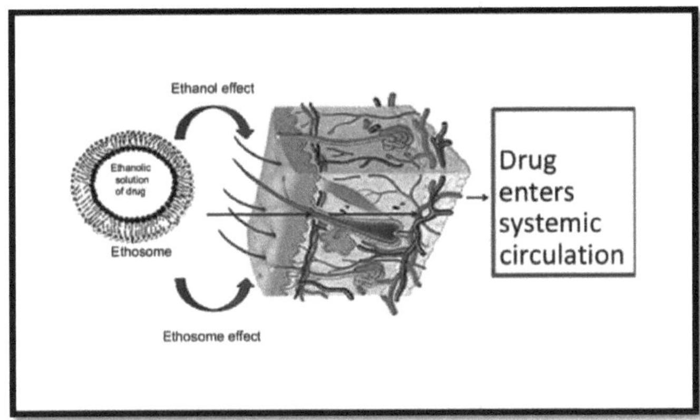

Fig 5: **Diagrama simplificado do efeito do etanol e do etossoma**

Touitou et al. descreveram um novo veículo para melhorar a administração cutânea, o sistema etossomal, composto por fosfolípidos, etanol e água. A permeação cutânea dos componentes etossómicos, etanol e fosfolípidos foi demonstrada em experiências com células de difusão. Os sistemas etossómicos eram compostos por fosfotidilcolina de soja 2%, etanol 30% e água. [31]Os estudos de RMN P confirmaram a configuração em bicamada dos lípidos. As medições calorimétricas e de fluorescência sugeriram que as bicamadas de vesículas são flexíveis e têm um Tm relativamente baixo. O tamanho médio das vesículas foi medido por dispersão dinâmica da luz. As experiências que utilizaram sondas fluorescentes e ultracentrifugação mostraram que os eto-somas tinham uma elevada capacidade de aprisionamento de moléculas de várias liofilias [47].

Quadro 2: Aplicações dos etossomas [46]

DRUG	SIGNIFICANCE
Curcuma longa	Improved bioavailability Improved increase in permeability Enhanced permeation of drug
Glycyrrhiza glabra	Improved anti-inflammatory activity Sustained release action Increase in penetration to the skin
Cannabis sativa	Improved patient compliance Increased skin permeation
Tripterygium wilfrodii	Increase in the percutaneous permeability Increase in the drug delivery
Acyclovir	Enhanced skin penetration Improvement in the biological activity
NSAIDS	Selective release of the drug to preferred site for extended period of the time
Insulin	Provide controlled release of drug to the required site Provides considerable decrease in the blood glucose level
Bacitracin	Enhanced dermal deposition Improved bioavailability of drugs Increase in the intracellular drug delivery system

O trabalho de investigação baseado na formulação e avaliação de etossomas de diclofenac de potássio foi efectuado por Vijaykumar MR et al., que avaliaram a probabilidade transdérmica de um novo transportador vesicular, os etossomas encapsulados com diclofenac de potássio, que é um fármaco não esteroide solúvel em água com menor permeação transdérmica. As formulações etossomais foram avaliadas em relação a vários parâmetros, como o teor de fármaco, o aprisionamento do fármaco, a forma vesicular, o tamanho da vesícula e a libertação do fármaco. A formulação etossomal com 4 %w/v de fosfolípidos e 40% de etanol mostrou uma maior eficiência de aprisionamento (72,91±0,64%), com um tamanho de partícula mais pequeno (251±23nm), tendo sido selecionada para estudos adicionais de permeação cutânea. A formulação etossómica tem a maior percentagem cumulativa de penetração do fármaco (60,37±5%) e até a retenção cutânea após 12 horas do que as outras formulações. O SEM revelou a natureza tridimensional dos etossomas. A DLS também foi determinada, o que prova que os etossomas têm um tamanho vesicular mais pequeno do que os lipossomas. Os dados FT-IR também provaram que não houve interação entre os fármacos e os excipientes. Além disso, esta formulação de etossomas foi colocada na base de gel de carbopol e a sua atividade anti-inflamatória foi comparada com a do gel de diclofenac comercializado [48].

Vennela KS et al. estudaram o reforço da penetração transdérmica da curcumina através de eto-somas e o objetivo deste trabalho de investigação foi ultrapassar as barreiras da fraca biodisponibilidade oral através da administração transdérmica de medicamentos. A capacidade de penetração etossomal do fármaco na pele foi comparada com a solução lipossomal e a solução etanólica aquosa. Os etossomas optimizados foram comparados quanto à penetração cumulativa do fármaco (74,2±0,236%) na pele com as formulações aquosa (5,61±0,236%), etanólica (62,31±0,236%) e lipossomal (59,3±0,44%). Concluiu-se que a penetração do fármaco melhorou e foi máxima no etossoma devido ao seu efeito combinado de etanol e lípido por camada [49]. David SR et al. realizaram um trabalho de investigação sobre a formulação e a avaliação in vitro dos etossomas como transportadores vesiculares para melhorar a administração tópica de isotretinoína. Avaliaram a capacidade dos etossomas para a administração tópica de isotretinoína. Foram realizados vários estudos de avaliação para a isotretinoína à base de etossomas e para o gel comercializado com etossomas, como a libertação do fármaco, o teor de fármaco, a eficiência de aprisionamento e, para o gel, a avaliação envolveu o pH, a capacidade de espalhamento, o teor de fármaco e a viscosidade. Verificou-se que a formulação etossómica F2 com lecitina a 2% e etanol a 30% apresentava a melhor eficiência de aprisionamento (99,21%). A libertação in vitro do fármaco mostrou uma melhor libertação do fármaco (80,9%) quando este é incorporado na base do gel. Assim, a partir dos dados experimentais, verificou-se que as vesículas etossómicas e os potenciadores aumentaram a penetração cutânea e a formulação de depósito do fármaco na pele [50].

O trabalho de investigação sobre a caraterização da formulação e o desenvolvimento de etossomas carregados com óleo da árvore do chá foi investigado por Venugopal V et al. Neste estudo, os etossomas carregados com óleo da árvore do chá foram preparados pelo método de homogeneização a quente e foram determinados quanto às caraterísticas físicas e aos padrões de libertação in vitro. O tamanho do glóbulo e o potencial zeta foram determinados pelo medidor zeta, o estudo in vitro foi efectuado pelo método de difusão e o teor de fármaco foi determinado pelo método HPTLC. O estudo da cinética de libertação do fármaco foi também efectuado através da adaptação a algumas formulações matemáticas. As formulações mostraram uma gama de tamanhos óptima entre 932-975nm com a forma esférica e unilamelar, o potencial zeta mostrou uma gama de -40 a -52mV. A eficiência de aprisionamento do fármaco também foi determinada, tendo-se registado um intervalo entre 57-65%. A formulação F5 apresentou o melhor glóbulo, potencial zeta e eficiência de aprisionamento. Assim, o óleo da árvore do chá carregado com etossomas mostrou ser a melhor escolha para as aplicações tópicas [51].

Nimisha K et al. investigaram a formulação e a avaliação de um gel etossomal carregado com extrato de folha de seabuckthrone. Desenvolveram um etossoma como sistema de transporte para extrato etanólico de folha de seabuckthrone a 75 % e a sua inclusão na formulação de gel utilizando diferentes parâmetros, incluindo a estimativa do teor de fenol total em termos de equivalente de ácido gálico. Verificou-se que a formulação tinha um intervalo de pH de 6,2 a 6,6. As viscosidades do gel variavam entre 4900-4550 centipoises. Na formulação G4

(94,34%), a libertação colectiva do gel etossomal foi máxima e mínima em G1

(70,75%). Estes etossomas apresentaram boas propriedades físico-químicas, teor de

fármaco e padrão de difusão, quando convertidos em gel [52].

CAPÍTULO 6

Géis de uso tópico.

Os géis são formas semi-sólidas e homogéneas de preparações que consistem em dispersões ou soluções de um ou mais medicamentos em bases hidrofílicas ou hidrofóbicas adequadas. Os géis são normalmente preparados com os ingredientes principais como agentes gelificantes. Estes géis destinam-se principalmente a ser aplicados na pele ou na membrana mucosa para fins protectores, profilácticos ou benéficos. Os géis contêm algumas substâncias como antioxidantes, estabilizadores e conservantes antimicrobianos que também lhes são adicionados. [53]

Propriedades ideais dos géis

Os géis devem possuir as seguintes propriedades

- O gel deve mostrar evidência de pouca alteração da viscosidade com a variação da temperatura de utilização e armazenamento normais.
- Basicamente, o agente gelificante para utilização cosmética ou farmacêutica deve ser seguro, protetor, inerte e não deve reagir com quaisquer outros ingredientes activos da formulação
- O gel que é aplicado na pele não deve ser desagradável.
- O agente gelificante presente na formulação deve proporcionar uma natureza sensivelmente sólida durante o armazenamento, que será facilmente quebrada quando sujeita a forças de cisalhamento que se formam ao apertar o tubo, ao agitar o frasco ou durante a aplicação na pele ou na membrana mucosa

- Deverá ser económico e também revela uma melhor adesão dos doentes[54]

Incorporação de medicamentos etossomais em gel

As vesículas etossómicas são utilizadas para que os fármacos cheguem às camadas profundas da pele ou à circulação sistémica, mas, para uma melhor adesão dos doentes e para manter a estabilidade da formulação, as dispersões etossómicas são incorporadas nas formas de gel ou de creme. Os agentes formadores de gel mais utilizados nos sistemas etossómicos são o carbapol e a hidroxipropilmetilcelulose. Estes polímeros, que são utilizados na formulação de gel, demonstraram ser os mais compatíveis com o sistema etossómico, proporcionando a viscosidade e as propriedades bioadesivas necessárias.

Assim, a formulação etossómica é incorporada no gel de modo a melhorar a adesão do doente, a facilidade de aplicação da formulação na pele, o sistema de administração de fármacos direcionados, a absorção mais rápida e a taxa de biodisponibilidade [55].

Utilizações do gel etossomal à base de plantas

Na indústria cosmética e farmacêutica, o gel pode ser ilustrado para ter as seguintes utilizações

- Para administrar os medicamentos à base de plantas por via tópica a partir da camada exterior da pele diretamente para a camada mais profunda da pele
- Como forma de entrega de produtos para os medicamentos administrados por via oral
- Nos cosméticos, como produtos de perfumaria, champôs, preparações para tratamento tópico da pele e do cabelo
- Tipo de formulação de ação prolongada quando aplicada topicamente[56]

Libertação do fármaco do gel etossomal.

Utilizando todo o benefício do tempo de residência, durante todo o período de libertação, o fármaco deve ser libertado nas quantidades adequadas. Nas aplicações farmacêuticas, a maior parte dos géis são preparados ou consistem tipicamente em 1%

de polímero e 99% de água. A rede formada pelo polímero tem pouca barreira e o fármaco é suscetível de se difundir para fora do gel mais rapidamente. Para conseguir a libertação sustentada do fármaco, existem várias formas, como a suspensão do fármaco na forma de gel ou a formulação do fármaco como micro ou nanopartículas, distribuindo o fármaco em ecosomas, formando assim um gel ecosomal.

Garg KA et al. estudaram o efeito de gel contendo vesículas etossómicas para administração transdérmica de aceclofenac. Estudaram o efeito de diferentes concentrações de lecitina e etanol nas diferentes propriedades dos etossomas. Verificou-se que a formulação de etossomas com 3% de lecitina e 20% de etanol apresentava a maior libertação de aceclofenac. Além disso, esta formulação foi convertida em gel com três concentrações diferentes de carbapol (1, 1,5 e 2%). O fármaco encapsulado na formulação EF2 foi considerado optimizado após a avaliação do gel em termos de pH, espalhabilidade, teor de fármaco e libertação de fármaco, em comparação com o gel que continha o fármaco aceclofenac livre e o fármaco comercializado (Hifenac®) [57]

Pawar DP et at. formularam o gel à base de plantas do extrato de folhas de Lanata camara e avaliaram-no em relação a vários parâmetros. Formularam o gel utilizando vários ingredientes como o Carbapol 940. O pH do gel foi ajustado através da adição de trietanolamina em gotas. Os vários parâmetros foram determinados como a espalhabilidade, o pH e a estabilidade. Os estudos de estabilidade foram realizados de acordo com as diretrizes da ICH durante 3 meses a diferentes temperaturas e condições de humidade. Além disso, as formulações foram

A formulação F2 foi estudada quanto à irritação da pele em modelo animal e os resultados mostraram que não houve irritação da pele dos animais quando aplicada diariamente durante 7 dias em ratos. A espalhabilidade da formulação F2 foi de 17,01 gm/seg. Assim, concluiu-se que a formulação à base de plantas que consiste em 2,5% de extrato de Lanata camara é comparativamente melhor do que as outras formulações

[58].

Misal G et al. formularam e avaliaram o gel poli-herbal contendo extrato de Cassia tora e Cynodon dactylon. A formulação do gel foi concebida utilizando o extrato metanólico das folhas de C.alata, C.tora e C.dactylon em concentrações variadas (1%, 2% e 4%). Estes géis de ervas foram preparados utilizando o carbapol 940 (1%w/v), o extrato das plantas acima referido, etanol, propilenoglicol 400, metilparabeno, propilparabeno, tri etanol amina e a quantidade necessária de água destilada. O gel preparado é avaliado quanto ao seu aspeto físico, pH, capacidade de espalhamento e irritação cutânea. A viscosidade do gel de ervas foi determinada e variou entre 4500-4900 centipoise. Os resultados indicaram que a formulação do gel é boa em termos de aparência, capacidade de espalhamento e mostrou uma inibição significativa do odema da pata [59].

A formulação e a avaliação de um gel à base de plantas contendo extrato de Cedrus deodar foram efectuadas por Sarkar S et al., A formulação foi preparada utilizando o extrato etanólico e avaliada em relação a vários parâmetros. O gel à base de plantas preparado foi processado para o teste de avaliação primária, como o pH, a espalhabilidade, a uniformidade do conteúdo do fármaco, e posteriormente avaliado quanto à viscosidade e ao estudo de difusão *in vitro*. Os resultados foram considerados satisfatórios. A análise espetral também foi efectuada para verificar a compatibilidade e a integridade do medicamento ao longo do processo. Os resultados foram encontrados na gama de compatibilidade com o valor de pH entre 6,9-7,0 e o teor de fármaco entre 62-79% e a libertação de fármaco entre 70-85% durante 6 h. Assim, a formulação em gel de *Cedrus* deodarais *é* muito aceitável [60].

A atividade antibacteriana e antifúngica do gel à base de plantas a partir do extrato etanólico da casca do caule de Bauhinia variegate Linnby foi realizada por Velraj M et al. Este trabalho envolve um estudo sobre a planta Bauhinia variegate, que é uma planta herbácea pertencente à família Leguminosae. O gel à base de plantas formulado a partir do extrato etanólico da casca do caule de Bauhinia variegates foi avaliado quanto aos parâmetros físico-químicos e ao ensaio microbiano. A extração foi preparada pelo processo de maceração a frio, utilizando etanol como solvente. Assim, tanto 1% como 2% da formulação em gel mostraram uma zona de inibição significativa para várias bactérias e fungos, em que a formulação em gel a 2% mostrou uma inibição máxima de 22,7 mm para Bacillus subtilis e 23,1 mm para Candida albicans. Assim, a zona de inibição significativa foi observada para o gel preparado quando comparado com o padrão [61].

CAPÍTULO 7

Perfil da planta

Óleo de cravinho

Família: Mirtáceas

Género: Syzygium

Espécies: S. aromaticum

Encomendar: Myrtales

Sinónimos: Lavanga, Caryophhyllus aromaticus

Fórmula química: C10H12O2

Peso molecular: 164,20g/cm^3

Fórmula estrutural

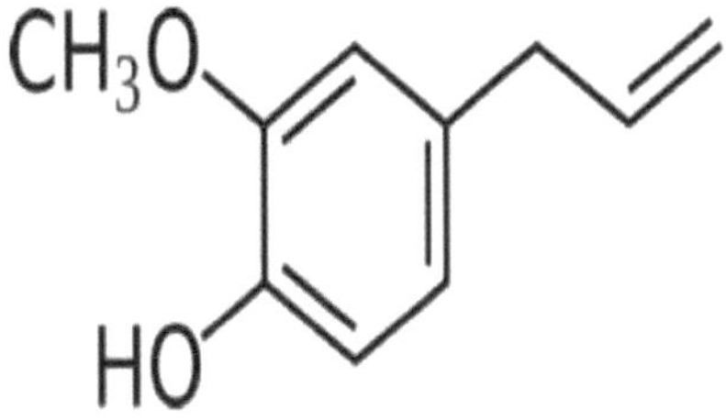

Fig. 6. **Estrutura do óleo de eugenol**

Descrição: O eugenoloil é um líquido incolor ou castanho-amarelado claro. Tem o aroma caraterístico e um sabor a queimado.

Solubilidade: É miscível com etanol (95%) e com éter dietílico. É ligeiramente solúvel em água. Miscível com clorofórmio, éteres, óleos, ácido acético glacial.

Armazenamento: Deve ser colocado num recipiente hermético e armazenado num local resistente à luz. Adquire uma cor castanha com o envelhecimento ou com o ar. Quando aquecido até à decomposição, emite fumo acre e fumos irritantes.

Componentes químicos: Óleo de eugenol 80-90%, acetato de eugenol 15%, beta-cariofileno 5-12%

Ponto de fusão: -7,5°C (18,5°F; 265,6K)

Ponto de ebulição: 254°C (489°F; 527K)

Densidade: $1,06g/cm^3$

Utilizações terapêuticas: Tem sido utilizado como antipirético. O eugenol tem sido utilizado em medicina para o estudo da secreção mucosa e da citologia gástrica. Demonstrou-se que tem propriedades anti-helmínticas. Também é utilizado em densitologia para desinfetar os canais radiculares.

Ação farmacológica: É utilizado como agente anti-infecioso, ou seja, uma substância que impede a propagação de agentes ou organismos infecciosos ou que mata os agentes infecciosos para evitar a propagação de infecções.

Absorção, Distribuição, Excreção.

A injeção intraperitoneal de uma dose única de 450 mg/kg de eugenol marcado com metoxi resultou numa rápida distribuição a todos os órgãos. Tanto o éter como a água foram recuperados da maioria dos tecidos e excreções. Apenas 0,21,0% da dose foi eliminada na expiração. Mais de 70% da dose letal de eugenol foi recuperada aquando da morte, a partir da urina de coelhos

Metabolismo.

O metabolismo e os efeitos tóxicos do eugenol foram estudados em hepatócitos isolados de ratos. A incubação dos hepatócitos com eugenol resultou na formação de conjugados com sulfato, ácido glucurónico e glutatião.

A ligação covalente às proteínas celulares foi observada utilizando o eugenol. A perda do glutatião intracelular e a morte celular também foram observadas nestas condições. A concentração de 1mM de eugenol causou uma perda de mais de 90% de glutatião intracelular e resultou em aproximadamente 85% de morte celular durante um período de incubação de 5 h. O efeito do eugenol foi dependente da concentração. Assim, o pré-tratamento dos hepatócitos com dietilmaleato para esgotar o glutatião intracelular aumentou os efeitos citotóxicos do eugenol. Estes resultados demonstraram que o eugenol é metabolizado ativamente nos hepatócitos e sugerem que os efeitos citotóxicos do eugenol se devem à formação de intermediários reactivos.

Incompatibilidades: O eugenol é incompatível com cloreto férrico e permanganato de potássio.

Interações:

Os ratos tratados com eugenol (400-600mg/kg) em combinação com um inibidor da síntese de glutatião, a butionina sulfoximina, desenvolveram hepatotoxicidade caracterizada por um aumento relativo do peso do fígado, congestão hepática e necrose dos hepatócitos. O eugenol, até 600mg/kg, não produziu hepatotoxicidade. Os inibidores do metabolismo da droga, como o dissulfureto de carbono, impediram ou reduziram significativamente o efeito do eugenol administrado em combinação com a butionina.

Precauções de segurança:

Este composto é um irritante e sensibilizante primário e pode causar dermatite de contacto. Irritação da pele, dos olhos e dos órgãos respiratórios. A ingestão excessiva deste composto pode provocar gastroenterite, vómitos e secreção gástrica de mucina, podendo mesmo causar danos no fígado. Pode também provocar ardor abdominal, náuseas, vómitos, diarreia, etc. [62].

Sharma V et al. propuseram o trabalho de investigação sobre o desenvolvimento do método analítico para determinar a concentração de eugenol no extrato alcoólico de diferentes espécies de *Ocimuu*. A espetroscopia UV e o método HPLC foram utilizados para a quantificação do composto nas folhas da planta. Este método, utilizado para a quantificação do eugenol, é simples, rápido e preciso. Assim, a partir desta análise UV e HPLC concluiu-se que o sanctum linn contém uma quantidade mais elevada de eugenol [63].

Garg A et al. realizaram uma investigação sobre a orientação das nanopartículas lipídicas sólidas carregadas de eugenol para a camada epidérmica da pele humana. Formularam os hidrogéis de carbapol que contêm eugenol carregado com as nanopartículas lipídicas sólidas que são direcionadas para a camada epidérmica da pele para tratar as infecções fúngicas na pele. Após a incorporação nos hidrogéis, o tamanho das partículas e a morfologia dos EG-SLNs não foram significativamente alterados. Observou-se que o eugenol-hidroxipropil-b-ciclodextrina

em hidrogel (9,77 ± 1,16 µg/cm^2) e a solução de óleo de amêndoa de eugenol (3,45 ± 0,6 µg/cm^2) mostraram uma menor acumulação de eugenol na epiderme do que a do hidrogel contendo EG-SLN de ácido esteárico e de compritol. O estudo mais detalhado evidenciou que a hidratação da pele de cadáveres humanos tratada com hidrogel enriquecido com EG-SLN foi maior em comparação com a do hidrogel e da pele intacta. Concluiu-se que a formulação para tratamento epidérmico com o objetivo de tratar infecções fúngicas na pele era promissora com hidrogéis contendo EG-SLN [64].

Pramod K et al. trabalharam no desenvolvimento e validação do método espetrofotométrico UV para a estimativa quantitativa do eugenol. O eugenol é conhecido pela variedade de aplicações que têm uma cadeia alílica substituída por guaiacol. O limite de deteção e ().82-2.48iig/ml foram determinados de acordo com as diretrizes da ICH. Assim, esta investigação tem sido útil numa variedade de indústrias onde o eugenol encontra as suas aplicações [65].

Shruthi BY et al. estudaram o desenvolvimento do trabalho e a validação do método GC para a estimativa do eugenol no extrato de cravinho. Desenvolveram um método simples, sensível e preciso de cromatografia em fase gasosa para a determinação do eugenol no extrato alcoólico e aquoso de óleo de cravinho, que foi submetido a vários processos de validação de acordo com as diretrizes da ICH. O azoto foi utilizado como gás de arrastamento a um caudal de 1,18mL/min e o tempo total de funcionamento foi mantido em 10min. A porta de injeção e a temperatura do detetor foram reguladas para 225°C e 270°C. O tempo de retenção foi de 5,8 min. O resultado destes GC foi a linearidade do desenvolvimento da amostra de eugenol, a percentagem de recuperação foi de 98,1% e o limite de deteção foi de 64,31ng/mL [66]

Atividade antifúngica do óleo de eugenol

O fármaco é aplicado na pele de modo a induzir efeitos locais muito próximos do local de aplicação no tratamento das doenças da pele. Na dermato-farmacoterapia, o objetivo é desenvolver um sistema de administração selectiva que aumente a penetração dos ingredientes activos e localize o fármaco no local de ação, reduzindo assim a absorção percutânea.

A principal desvantagem da farmacoterapia dermato é a penetração da pele pela maioria dos fármacos, uma vez que apenas uma pequena porção da dose atinge finalmente os locais de ação na pele, produzindo assim uma atividade local parcial. Existem poucos fármacos que penetram facilmente na pele e são rapidamente eliminados pela circulação sanguínea, produzindo assim efeitos sistemáticos em vez de efeitos locais. A maioria dos compostos requer vários graus de potenciadores de permeação para poderem ser libertados através da pele. O melhor método para melhorar a localização do fármaco ou do fármaco é influenciar o veículo ou os transportadores utilizados para a penetração do fármaco através da pele.

Os dermatófitos são o tipo de fungos parasitas que causam infecções no cabelo, na pele e nas unhas de seres humanos e animais. As infecções de dermatófitos são causadas principalmente por 40 espécies de fungos que se agrupam em três géneros: Trichophyton, Microsporum, Epidermophyton, Candidiasis, etc. Estas infecções são raramente fetais, mas causam custos económicos e morbilidade significativa devido à sua resistência. Assim, os medicamentos actuais utilizados para o tratamento da atividade antifúngica são tóxicos, dispendiosos e necessitam de uma terapia a longo prazo, pelo que a invenção de um novo agente dermatofítico alternativo é fundamental[67].

O óleo essencial é amplamente utilizado como agente microbiano, de modo a inibir o crescimento do microrganismo, o que tem efeitos secundários mais baixos do que quaisquer outras drogas sintéticas. Assim, um destes óleos é o óleo de eugenol, que é mais comum e amplamente utilizado devido à sua menor toxicidade, efeitos secundários reduzidos e elevado teor essencial. O efeito antimicrobiano do óleo de eugenol já foi investigado em muitas formas que inibem o crescimento de leveduras, bolores e atividade bacteriana. O óleo de eugenol é o óleo essencial que mostra a mudança na permeabilidade dos fosfolípidos da membrana celular, inibindo assim as bactérias e os diferentes tipos de levedura. Apesar de ter sido descrito como útil para efeitos anestésicos, analgésicos, anti-sépticos, etc. Por conseguinte, o presente estudo foi principalmente estudado ou orientado para avaliar o efeito do óleo de eugenol como agente antifúngico.

Em todo o mundo, a incidência das infecções fúngicas, especialmente a dermatofitose, tem vindo a aumentar drasticamente. A inibição de algumas das espécies de fungos pelos fármacos antifúngicos leva a um tratamento de custo elevado ou mostra os efeitos tóxicos dos fármacos actuais. Os membros da investigação encorajam o tratamento alternativo, como a utilização de alguns dos compostos naturais, como os óleos essenciais. Assim, sabe-se que o óleo de eugenol tem uma forte atividade antifúngica e é utilizado para o tratamento de infecções fúngicas [68].

O estudo foi realizado com o objetivo de investigar as actividades antifúngicas potenciadoras dos óleos essenciais de S.aromaticum (L) Merr. Et perry e Leptospermum petersonii bailey e os seus constituintes contra vários dermatófitos por Pak MJ et al, utilizando o método de difusão em ágar, os efeitos antifúngicos dos óleos essenciais nas concentrações de 0,05, 0,1, 0,15 e 0,2 mg/ml nos dermatófitos Microsporoum canis (KCTC 6591), Trichophyton mentagrophytes (KCTC 6077), Trichophyton rubrum (KCCM 60443), Epidermophyton floccosum (KCCM 11667) Microsporum gypseum. As actividades antifúngicas do óleo de S.aromaticum (óleo de cravinho) contra os dermatófitos testados foram mais elevadas a uma concentração de 0,2 mg/ml, com uma eficácia de mais de 60% [69].

Pinto E et al. investigaram a atividade antifúngica do óleo de cravinho de S.aromaticum sobre espécies de Andida, Aspergilus e dermatófitos. Foram estudadas a composição e a atividade antifúngica do óleo essencial de cravinho, obtido de S.aromaticum e de outras espécies. O óleo de cravo foi obtido comercialmente e analisado por GC e GCMS. O óleo essencial analisado apresentou alto teor de eugenol (85,3%). O óleo de cravo e o eugenol também causaram uma redução considerável na quantidade de ergosterol, componentes específicos da membrana celular dos fungos. O estudo indicou que o óleo de cravinho e o eugenol tinham uma atividade antifúngica considerável contra fungos clinicamente relevantes, incluindo as estirpes resistentes ao flucanazol, merecendo mais investigação para aplicação clínica no tratamento de infecções fúngicas [70].

Rana IS et al. realizaram uma investigação sobre a atividade antifúngica do óleo essencial de Syzygium aromaticum (I.). Verificou-se que as propriedades antifúngicas de alguns óleos essenciais estão bem documentadas. O óleo de cravinho é referido como tendo uma forte atividade antifúngica contra muitas espécies de fungos. Neste estudo, avaliou-se o potencial antifúngico de *S.aromaticum (I)* contra alguns agentes patogénicos fúngicos comuns de plantas e animais, nomeadamente *Fusarium moniliformencim 1100, Fusarium oxysporummtcc 284, Aspergilus sp., Mucor sp.*

Trichophyton rubrum e Microsporoum gypseum. O estudo microscópico sobre o efeito do óleo de cravinho e da fração da coluna em esporos de Mucor sp. e M. gypseum mostrou distorção e encolhimento, enquanto não se verificou nas outras fracções da coluna. Assim, pode concluir-se que a ação antifúngica do óleo de cravinho se deve ao seu elevado teor de eugenol [71].

A atividade antimicrobiana do óleo de cravo-da-índia extraído do óleo de cravo-da-índia foi realizada por Kumar Y et al. O rastreio da atividade antimicrobiana e antifúngica do óleo de cravo-da-índia foi efectuado utilizando a difusão em poço de ágar. Foram selecionadas quatro espécies bacterianas e dez espécies fúngicas. De acordo com os resultados, o óleo de cravinho foi mais eficaz contra as bactérias do que contra os fungos. Mas também se observou que, ao aumentar a concentração de óleo de cravinho, o crescimento dos fungos diminuía. De acordo com eles, o óleo de cravinho funciona como agente antibacteriano e antifúngico [72].

Abdeen EE et al. realizaram um estudo de investigação sobre a atividade antifúngica do óleo de cravinho em dermatófitos e outros fungos. Este trabalho foi basicamente efectuado para avaliar a atividade antifúngica in vitro do óleo de cravinho utilizando o método de difusão em disco de ágar em diferentes diluições (0, 10, 20, 50, 100%) nos fungos isolados como (Trichophyton mentagrophytes, Microsporum canis, Aspergilus flavus, Candida albicans) e confirmou os resultados através da aplicação do óleo de cravinho à dermatofitose. Os resultados provaram que o T. mentagrophytes e o M.canis eram os isolados mais relevantes e que o óleo de cravinho tinha uma forte atividade antifúngica contra os fungos isolados testados, especialmente contra dermatófitos sp in vitro e também mais eficazmente como tratamento tópico com os dermatófitos[73].

CAPÍTULO 8

Perfil lipídico

Fosfotidilcolina de soja

Descrição: São uma classe de fosfolípidos que incorporam colina como grupo principal. São os principais componentes das membranas biológicas e podem ser facilmente obtidos a partir de uma variedade de fontes facilmente disponíveis, como a gema de ovo ou os grãos de soja, dos quais são extraídos mecânica ou quimicamente com hexano. Pertencem também ao grupo das lecitinas, substâncias gordas amarelas acastanhadas que se encontram nos animais e nos tecidos vegetais.

Denominação química: 1-Oleoil-2-palmitoil-fosfotidilcolina

Fórmula empírica: $C_3H\text{-}(CH_2)14\text{-}COOH$

Peso molecular: 758,075g/mol

Fórmula estrutural:

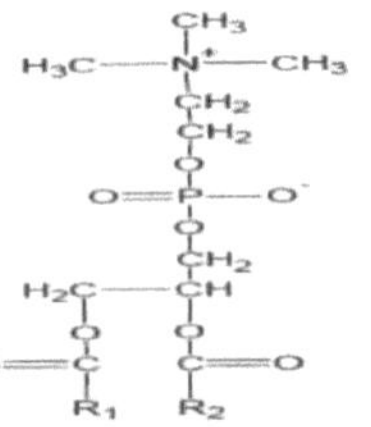

Fig 7: **Estrutura da sojafosfotidilcolina**

Solubilidade: Solúvel em água, clorofórmio, etanol e hexano.

Utilizações:

Utilizado em várias doenças inflamatórias crónicas, como a colite ulcerosa, é também aplicável no desenvolvimento de vários sistemas de administração de medicamentos, como lipossomas, etossomas, proniosomas, micelas, etc. É também útil na cura de muitas outras doenças, como a hepatite C, o eczema, etc.

Estabilidade e condições de armazenamento

A sojafosfotidilcolina não é muito estável como os pós. Estes lípidos são extremamente higroscópicos em pó e absorvem rapidamente a humidade, tornando-se pegajosos ao abrir o recipiente. Este facto pode provocar a hidrólise ou a oxidação dos materiais. Assim, estes lípidos devem ser armazenados num recipiente hermético e a -20 C±4 C. Não se recomenda o armazenamento da solução orgânica a uma temperatura inferior a -30 C, a menos que a solução seja embalada em ampolas de vidro seladas[67].

Etanol

Sinónimos: Álcool absoluto, aguardente de colónia, álcool etílico, etilol

Descrição: é o principal tipo de álcool presente nas bebidas alcoólicas. É um líquido volátil, inflamável, incolor, com um ligeiro odor caraterístico.

Fórmula química: C2H6O

Massa molecular: 46,07 g/mol

Densidade: 0,7893g/cm^3

Fórmula estrutural:

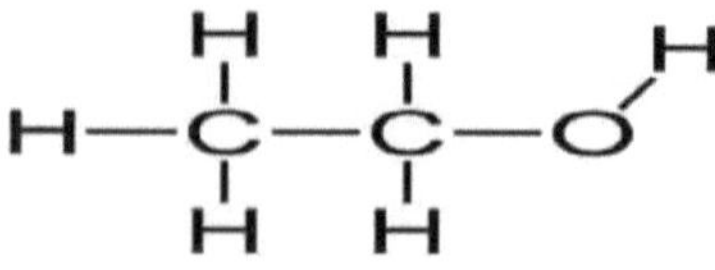

Fig. 8. **Estrutura do etanol**

Categoria funcional: Produto químico intermédio, solvente

Utilizações: Anti-sético, antídoto. É muito utilizado como solvente medicinal em concentrações elevadas; é utilizado para dissolver muitos medicamentos insolúveis em água e compostos relacionados. Preparações líquidas de remédios para tosse e constipação, dor

Os medicamentos e os colutórios podem ser dissolvidos em concentrações de 1-25% de etanol.

Solubilidade: O etanol é miscível com a água e é um bom solvente de uso geral.

Estabilidade e condições de armazenamento: Armazenado em recipientes herméticos protegidos da luz, uma vez que se trata de um solvente volátil que se evapora em recipientes abertos e, por conseguinte, se degrada

Perfil do polímero

Carbopol 974

Descrição: Os carbómeros são polímeros sintéticos de alto peso molecular reticulados de ácido acrílico, que correspondem às especificações USP/INF como "CARBÓMEROS". Os carbómeros são um pó branco, fofo, ácido e higroscópico com um ligeiro odor caraterístico.

Fórmula estrutural:

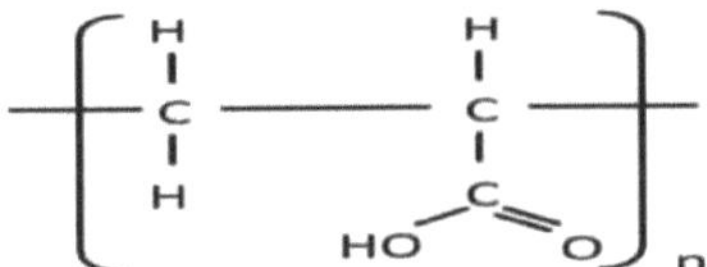

Fig. 9: Estrutura do carbómero

Denominações comuns BP e USP: Carbómero. Também é conhecido como Acritamer, Polímero de ácido acrílico, Carbopol, Polímero de carboxi-vinilo.

Nome químico: Carboxipolimetileno.

Categoria: Agente emulsionante, Agente de suspensão, Aglutinante de comprimidos, Agente de aumento da viscosidade, Agente gelificante.

Solubilidade: Solúvel em água e, após neutralização, em etanol (95%) e glicerina.

Viscosidade: Os carbómeros dispersam-se em água para formar soluções coloidais ácidas de baixa viscosidade que, quando neutralizadas, produzem géis altamente viscosos.

Estabilidade e armazenamento: Os carbómeros são materiais estáveis, embora higroscópicos, e podem ser aquecidos a temperaturas inferiores a 104 C durante um máximo de 2 horas sem afetar a sua eficácia de espessamento. As formas de pó seco dos carbómeros não favorecem o crescimento de bolores e fungos, mas as dispersões aquosas são muito susceptíveis aos microrganismos.

Segurança: É considerado um material não tóxico e não irritante.

CAPÍTULO 9

CONCLUSÃO

Nos últimos anos, tem-se verificado um aumento das infecções fúngicas em todo o mundo, bem como um aumento da resistência de algumas espécies de fungos a diferentes fungicidas utilizados na medicina. Os dermatófitos são os fungos parasitas que infectam a pele, o cabelo e as unhas, tanto dos seres humanos como dos animais. Os dermatófitos são o tipo de infecções causadas por 40 espécies de fungos. As diferentes espécies de fungos são categorizadas em quatro géneros diferentes: Candidians, Trichophyton, Microsporum e Epidermophyton.

Como sabemos, a maioria dos fármacos utilizados clinicamente, como o fluconazol, o clortrimazol, etc., sofre de vários inconvenientes em termos de toxicidade, falta de eficácia fungicida, custo e a sua utilização frequente levou à emergência de estirpes resistentes. Assim, para ultrapassar este problema, existe uma grande procura de novos sistemas de administração de medicamentos para os agentes antifúngicos. A utilização de produtos derivados de plantas como agentes de controlo de doenças tem sido estudada devido à sua baixa toxicidade, aos seus menores efeitos ambientais, à sua ampla aceitação pelo público e à sua rentabilidade. Nas últimas duas décadas, a administração tópica de fármacos através dos lipossomas clássicos não foi tão eficaz na administração de fármacos nas células; por conseguinte, foi modificada através da alteração das vesículas de fosfolípidos, a fim de aumentar a sua capacidade de penetrar na membrana biológica. Por conseguinte, tem sido dada muita importância a um novo sistema de transporte vesicular denominado etossomas. Os etossomas são os transportadores que contêm vesículas macias e maleáveis, compostas por fosfolípidos, etanol em concentrações relativamente elevadas e água. O sistema de etossomas é fácil de preparar, não é irritante e é um transportador especial de vesículas lipídicas, que pode penetrar na pele, aumentando assim a penetração dos fármacos através da camada mais profunda da pele. Considera-se que a utilização do óleo de eugenol sob a forma de cremes, emulsões, suspensões, etc., reside durante um período de tempo relativamente curto no local visado e, por conseguinte, tem uma maior absorção sistémica do fármaco e efeitos secundários sistémicos mais elevados. O aprisionamento do fármaco em vesículas pode ajudar na administração localizada do fármaco e uma melhor solubilidade e disponibilidade do fármaco no local pode reduzir a dose e os efeitos secundários sistémicos. Assim, os fármacos são incorporados nos transportadores vesiculares e posteriormente são formulados sob a forma de gel para aplicação tópica e penetram na camada mais profunda da pele.

Uma vez que o gel etossómico demonstrou a sua eficácia para aumentar a penetração cutânea dos fármacos várias vezes mais do que o simples creme, o transportador lipossómico e quaisquer outras soluções. A preparação do gel etossómico de óleo de eugenol permite uma maior penetração através da aplicação tópica na pele, reduzindo assim a dose, minimizando a frequência de administração e os efeitos adversos e, por conseguinte, uma melhor adesão do doente.

REFERÊNCIAS

1. Kumar KP, Radhika PR, Sivakumar T. Ethosomes- Uma prioridade na administração transdérmica de medicamentos. Int J Adv Pharma Sci. 2010;1:111-121.

2. Parashar T, Sachan R, Singh V, Singh G. Ethosomes: Uma vesícula recente do sistema de administração transdérmica de medicamentos. Int J Res Dev Pharma Life Sci. 2013;2(2):285-293.

3. Rojas DF, Fernandes CR, Olivera WP. Cravo (syzygium aromaticum) uma espécie preciosa. Asian Pac J Trop Biomed 2014;4(2):90-96.

4. Chien YW. Oral drug delivery. 3rd ed. Novel drug delivery systems. Marcel Dekkar, Inc, Nova Iorque, 2002.

5. Gallo SA, Oseroff Ar, Johnson Pg, Hui SW. Caracterização da permeabilização induzida por impulsos eléctricos da pele de procina utilizando eléctrodos de superfície. J. Biophys. 1997;72:2805-11.

6. Singh deepinder, Mital N, Kaur G. Sistema de administração tópica de medicamentos: A patent Review. Exp On Ther Patent. 2015;2:1-52.

7. Joshi M, Butola BS, Saha K. Avanço no sistema de administração tópica de medicamentos micro a nano estrutura fibrosa. J Nano Sci Nano Tech 2014;14:853- 67.

8. Brown MB, Martin GP, Jones SA, Akomeah FK. Dermal and transdermal drug delivery systems: current and future prospects. J Drug Deliv. 2006;13(3):175-87.

9. Chen HY, Fang JY. Patentes terapêuticas para sistemas de administração de medicamentos por via tópica e transdérmica. Exp Opi On Ther Patents 2000;10:10354-43

10. Pham J, Nayel A, Hoang C, Elbayoumi T. Maior eficácia do sistema nanoemulsionado à base de tocotrienol para a administração tópica de medicamentos contra carcinomas cutâneos. J drug Deliv. 2014;1(3):1-11.

11. Morrow DI, McCarron PA, Woolfson AD, Donnelly RF. Innovative stratergies for enhancing topical and transdermal drug delivery (Estratégias inovadoras para melhorar a administração tópica e transdérmica de medicamentos). Open Drug Deliv J. 2007;1:36-59.

12. Lingan MA, Sathali AH, Vijaykumar HR, Gokila A. Formulação e avaliação de niosomas de propionato de clobetasol como sistema de administração tópica de medicamentos. Sci Revs Chem Commun. 2011;1(1):7-17.

13. Bhowmik D, Gopinath H, Kumar BP. Avanços recentes em novos sistemas de administração tópica de medicamentos. The Pharma Innov. 2012;1(9):12-31.

14. Sezer AD, Ceveher E. Libertação tópica de fármacos utilizando nano e micro partículas de quitosano. Exp Opn Drug Deliv. 2012;9(9):1129-46.

15. Ramteke KH, Dhole SN, Patil SV. Sistema de administração de medicamentos por via transdérmica: Uma revisão. J Adv Sci Res. 2012;3(1):22-35.

16. Grace FX, Raj SR, Reshma I, Sandeep T, Shanmuganathan S, Chamundeeswari

D. Herbal ethosomes: Uma nova abordagem na tecnologia de medicamentos à base de plantas. Amer J ethomed. 2014;1(4):226-30.

17. Chaturvedi M, Kumar M, Sinhal A, Saifi A. Desenvolvimento recente de novos sistemas de administração de medicamentos à base de plantas. Int J Green Pharm.201;5:87-94.

18. Yadav M, Bhatia VJ, Doshi G, Shastri K. Novas técnicas em sistemas de entrega de medicamentos à base de plantas. Int J Pharm Sci. 2014;16:83-90.

19. Mathur M. Approaches for improving the pharmacological and pharmaceutical kinetics properties of herbal drugs (Abordagens para melhorar as propriedades farmacológicas e cinéticas farmacêuticas dos medicamentos à base de plantas). Int J Pharma App Sci. 2013:42-46

20. Singh MR, Nag MK, Patel S, Daharwal SJ, Singh D. Novel approaches for dermal and transdermal delivery of herbal drugs. Res J Pharmacogn Phytochem. 2013;5(6):78-110.

21. Nimisha, Namitha. Desenvolvimento e avaliação de cosmecêuticos à base de plantas para o cuidado da pele. Int J Pharm Bio Sci.2013;4(2):86-3.

22. Mathur M, Vyas G. Papel das nanopartículas na produção de medicamentos à base de plantas inteligentes - uma visão geral. Ind J Nat Prod Res.2013;4(4):329-338

23. Kharat A, Kumar K. Novo sistema de entrega de medicamentos em ervas. Int J Pharma Bio Sci. 2014;4(4):910-930

24. Kulkarni GT. Herbal drug delivery systems:An emerging area in herbal drug delivery research. J Chr Drug Deliv. 2011;2(3):113-119.

25. Keifer D, Ulbricht C, Basch E, Giles M. Peppermint(menthe piperta) an evidence based systemic review by natural research collaboration. J Herbal Pharmaco. 2007;7(2):91-100.

26. Giriraj K. Herbal drug delivery system:an emerging area in herbal research. J Choronotheraphy and Drug Deli. 2011;2(3):113-119

27. Seema A. Desenvolvimento recente da formulação à base de plantas, um novo sistema de administração de medicamentos. Int Ayur Med J. 2014;2(6):953-958

28 Pawar P, Kalamkar R, Jain A, Amberkar S. Ethosomes: uma nova ferramenta para a entrega de medicamentos à base de plantas. Int J Pharm Pharma Res. 2015;3(4):191-202.

29 Tyagib LK, Kumar S, Maurya SS, Kori ML. Ethosome: novo transportador vesicular para uma melhor administração transdérmica de medicamentos. Boletim da Pharma Res. 2013;1:6-13.

30 Akhiladevi D, Basak S. Ethosomes - Uma abordagem não invasiva para a administração transdérmica de medicamentos. Int J Curr Pharma Res. 2010;2(4):1-4.

31 . Jaiswal PK, Kesharwani S, Kesharwani R, Patel DK. Ethosome: uma nova tecnologia utilizada como sistema de administração tópica e transdérmica. J Drug Deliv Ther. 2016;6(3):7-17.

32 . Vijaykumar SK, Prathiban S, Kumarsenthil Pg, Mani TT. EthosomesA new trends in vesicular approaches for transdermal and topical drug delivery. Asian J Res Pharma Sci Bio. 2014;2(1):23-30.

33 Roohi K, Dilip PK, Anupam S, Vikas K, Bhaskar M. Ethosomes. Uma nova abordagem para o sistema de entrega transdérmica. Wrld J Pharma Sci. 2015;4(6):348-359.

34 Shahwal V, Samnani A, Dubey B, Bhowmick M. Ethosomes: uma visão geral. Int J Bio Adv Res. 2011;2:161-168.

35 Aute PP, Kamble MS, Chaudhari PD, Bhosale AV. Uma revisão abrangente sobre etossomas. Int J Res Dev Pharm Life Sci. 2013;2(1):218- 224.

36 . Chetupalli AK, Dutt R. Ethosomes: novo sistema de administração transdérmica de medicamentos. Innovare J Ayur Sci. 2014;2(1):21-41.

37 Patel D, Bhargava P. Ethosomes a phyto drug delivery system. Adv Res Pharma Bio. 2012;2(1):1-20.

38 Kumar KP, Radhika PR. Etoposomoes como prioridade na entrega transdérmica de medicamentos. Int J Adv Pharma Sci. 2010;1(2):111-121.

39 Shaik S, Sulthana SS, Naik VV. Ethosomes- Uma abordagem emergente para o sistema de entrega de medicamentos vesiculares. Int J Uni Pharm Bio Sci. 2013;2(5):356-370.

40 Kadam NV, Mahajan VR. Ethosomes: Um novo transportador de medicamentos. Res J Topical Cosmetic Sci. 2013;4(2):84-104.

41 Korade S, Deshmukh M, Shete RV. Formulação e avaliação de gel etossomal contendo clobetsol. Eur J Pharma Med Res. 2016;3(9):664-672.

42 . Nikalji AP, Tiwari S. Ethosomes; Uma nova ferramenta para o sistema de administração transdérmica de medicamentos. Int J Res Pharma Sci. 2014;2(1):1-20.

43 . Bansal S, Kashyap CP, Aggarwal G. A comparative review on vesicular drug delivery system and stability issues. Int J Res Pharm Chem. 2012;2[3]:31-81.

44 Mathur M, Vyas G. Papel das nanopartículas na produção de medicamentos à base de plantas inteligentes - uma visão geral. Ind J Natl Prod Res.2013;4(4):329-338.

45 Verma P, Pathak K. therapeutic and cosmeceutical potential of ethosomes an overview. J Adv Pharm Technol Res. 2010;1(3):274-82.

46 . Udapurkar PP, Kamble SR, Biyani KR. Ethosome, um novo transportador vesicular para melhorar a administração transdérmica de medicamentos. Int J Pharma Chem Sci. 2015;4(1):170-190.

47 E Touitou, Godin B, Weiss C. Enhanced delivery into across the skin by ethosomal carriers. Drug Deliv Res. 2000;50;406-445.

48 . Vijaykumar MR, Sathali A, Arun K. Formulação e avaliação de etossomas de diclofenac sódico. Int J Phar Pharma Sci. 2010;2(4):80-86.

49 . Vennela KS, Madhav BP, Masana P, Madipoju B. Penetração transdérmica melhorada de curcumina através de etossomas. Malasiyan J Pharma Sci.

2013;11(1):49-58.

50 David SR, Hui MS, Rajabalaya R. Formulação e avaliação in vitro de etossomas como transportadores vesiculares para uma melhor administração tópica de isotretinoína. Int J Drug Deli. 2013;5(1):28-34.

51 . Venugopal V, Goh R, Ping TY, Jin TJ. Desenvolvimento de formulação e caraterização de etossomas carregados com óleo da árvore do chá. Indo J Pharm Sci. 2015;27(1):44-52.

52 Nimisha, Srivastava K, Singh AK. Formulação e avaliação do gel etossomal carregado com extrato de folha de seabuckthrone. Asian J Pharma Clic Res. 2015;8(5):1-5.

53 Kaur LP, Guleri TK. Gel tópico: Abordagem recente para a entrega de novos medicamentos. Asian J Bio Pharma Sci. 2013;3(17):1-5.

54 Sudhir B, Gupta GD, Sharma VK. Gel tópico: Uma nova abordagem para a administração de medicamentos. J Chem Bio Phy Sci. 2012;2(2):856-866.

55 Devi KV, Jain N, Valli KS. Importância do novo sistema de administração de fármacos em medicamentos à base de plantas. Pharmacogn Rev. 2010;4(7):27-31.

56 Missal G, Dixit G, Gulkari V. Formulação e avaliação de um gel à base de plantas. Ind J Nat Prod Resour. 2012;3(4):501-505.

57 Garg KA, Negi LM, Chauhan M. Gel contendo vesícula etossomal para administração transdérmica de acelofenac. Int J Phar Pharma Sci. 2010;2(2):102-108.

58 Pawar D, Shamkumar P. Formulação e avaliação de gel de ervas contendo extrato de folhas de Lanata Camera. Asian J Pharma Clin Res. 2013;6(3):122-124.

59 Misal G, Gouri D, Gulkari V. Formulação e avaliação do gel poliherbal para atividade anti-inflamatória. Int J Pharma Sci Res. 2015;1(11):90-104.

60 Sarkar B, Devgan M, Chowdary A, Ramaiah M. Formulação e avaliação de gel

de ervas contendo extrato de Cedrus deodara. Int J Pharma Chem Sci. 2015;4(1):65-70

61.Velraj M, Sowmya d, Sindhukavi D. Atividade antibacteriana e antifúngica do gel de ervas do extrato etanólico da casca do caule de Bauhinia variegata Linn. Int J Pharm Sci Rev Res. 2016;41(2):53-56.

62. Bhuiyan NS, Begum J, Nandi NC, Akter Farahan. Constituintes do óleo essencial de folhas e botões de cravinho (Syzigium caryophyllatum). African J Plant Sci. 2010;4(11):451-454.

63. Sharma V, Joshi A, Dubey BK. Desenvolvimento de um método analítico para determinar a concentração de eugenol no extrato alcoólico de diferentes espécies de ocimums. Int J Phytopharm. 2011;1(2)35-42.

64. Garg A, Singh S. Targeting of eugenol loaded solid lipid nanoparticles to epidermal layer of human skin. Nanomed. 2013;9(8):1223-1238.

65. Pramod K, Shahid H, Ali J. Desenvolvimento e validação do método espetrofotométrico UV para a estimativa quantitativa do eugenol. Asian J Pharm Ana. 2013;3(2):58-61.

66.Shruthi BVK, Gurupadayya BM, Kumar N. Desenvolvimento e validação do método GC para a estimativa de eugenol em extrato de cravinho. Int J Pharm Pharma Sci. 2014;6(2): 473-476.

67 Kadar H, Hamdane F, Henni JE. Atividade antifúngica do óleo de cravo, óleo essencial, contra fungos patogénicos do tomate na Argélia. J Exp Bio Agri Sci. 2014;2(5):448-454

68 Cano CE, Antonieta M, Castro A. Atividade antifúngica de óleos essenciais microcapsulados de cravinho e orégão mexicano contra fusarium. J Micro Bio Tech. 2017;9(1):567-571.

69 Park MJ, Gwak KS, Yang I, Choui WS. Atividade antifúngica dos óleos essenciais de Syzygium aromaticum merr.et perry e leptospermum petersonni e seus constituintes contra vários dermatófitos. J micro. 2007;45(5):460-465

70 Pinto E, Silva L, Cavaleriro C. Atividade antifúngica do óleo essencial de cravinho de syzygium aromaticum em espécies de candida, aspergillus e dermatófitos. J Med Micro. 2009;58:1454-1462.

71 Rana IS, Rana AS, Rajak RC. Avaliação da atividade antifúngica do óleo essencial de syzygium aromaticum por extração, purificação e análise do eugenol principal. Brazilian J Micro. 2011;42:1269-1277.

72 Kumar Y, Agarwal S, Srivastav A, Agarwal G. Atividade antimicrobiana do óleo de cravinho em diferentes espécies patogénicas. Int J Pure App Sci. 2014;2(3):305-311.

73 Abdeen E, DIasty EM. Atividade antifúngica do óleo de cravo em dermatófitos e outros fungos. Int J Adv Res. 2015;3(12):1299-1305

74 Keerthi A, Kumar Ms, Subhramanya KV. Formulação de gel etossómico para administração transdérmica de cloridrato de tramadol. Int J Pharma Sci Res. 2013;1(2):281-295.

75 Prasad S, Parthiban S, Senthikumar SK. Formulação e avaliação do captopril ethosome como transportador vesicular. Int J Res Pharma nano Sci. 2013;2(4):505-513.

76 Indors Neelam, Kaushik D. Conceção, desenvolvimento e avaliação de um gel etossómico de fluconazol para infecções fúngicas tópicas. Int J Eng Sci Res Dev. 2015;1(8):281-305.

77 Indira S, Reddymalla P, Srinivas P. Formulação e avaliação de géis tópicos etossómicos de etoricoxb. Int J Pharma Res Scholars. 2015;4(4):93-103.

78 Iizhar SA, Sayed IA, Satar R. Avaliação in vitro do potencial farmacêutico de etossomas aprisionados com cloridrato de terbinafina. J Adv Res. 2016;7:453-461.

79 Sujitha B, Krihnamoorthy B, Muthukumaran M. Formulação e avaliação de gel etossomal carregado com piroxicam para entrega transdérmica Int J Pharm Gen Res. 2014;2(1):34-45.

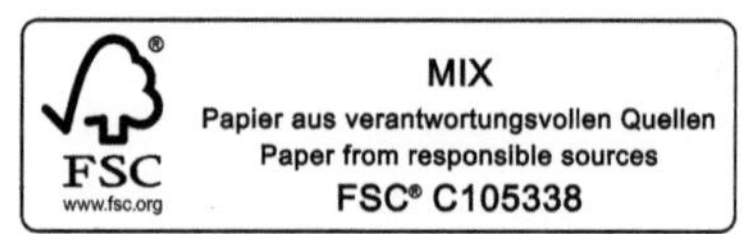

Printed by Books on Demand GmbH, Norderstedt / Germany